AF609938

RÉFLEXIONS

SUR

LES FIÈVRES,

PAR J.-B.-G. BARBIER,

PROFESSEUR A L'ÉCOLE SECONDAIRE DE MÉDECINE D'AMIENS,
ASSOCIÉ DE L'ACADÉMIE ROYALE DE MÉDECINE.

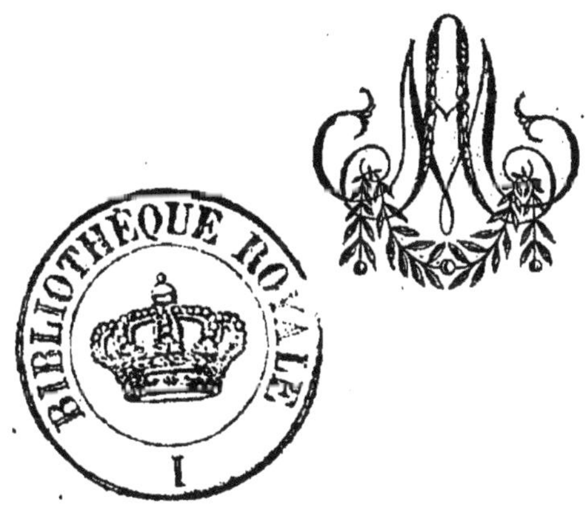

PARIS,
CHEZ MÉQUIGNON-MARVIS, LIBRAIRE
POUR LA PARTIE DE MÉDECINE,
RUE DE L'ÉCOLE DE MÉDECINE, N° 3.

1821.

[illegible]

[illegible]

[illegible]

[illegible]

[illegible]

[illegible]

[illegible]

RÉFLEXIONS SUR LES FIÈVRES.

Les débats qui se sont élevés au sujet des fièvres, ont tenu pendant quelque temps les esprits dans une sorte d'incertitude. Chacun a voulu fixer ses idées sur ce point de doctrine pathologique. Les questions qui ont été agitées ont même rendu la société toute entière attentive; elle espère que cette mémorable discussion tournera au profit de l'humanité. Chargé de l'enseignement de la clinique dans une école secondaire de médecine, j'ai dû chercher à m'éclairer, en observant avec attention les maladies qui nous occupent, en comparant les traitemens que l'on dirige contre elles. Ces recherches m'ont conduit à quelques réflexions que je viens avec confiance vous soumettre (1).

Un homme qui aurait long-temps cultivé l'anatomie et la physiologie, et qui se trouverait tout à coup appelé à étudier un certain nombre de ces maladies que l'on nomme *fièvres*, s'attacherait, je n'en doute pas, aux divers appareils organiques du corps; il chercherait à déterminer ce que chacun d'eux éprouve pendant ces affections. Cette opération le conduirait à plusieurs remarques; 1° il reconnaîtrait que l'état fébrile intéresse toujours plusieurs appareils, l'appareil circulatoire, l'appareil respiratoire, l'appareil cérébral, l'appareil

(1) L'auteur s'adresse à l'Académie royale de Médecine.

digestif, le système dermoïde, etc., il verrait que ce sont les trois premiers qui exécutent surtout le travail pyrétique, c'est l'altération, l'accélération de leurs mouvemens naturels qui en forme les élémens; c'est leur action plus vive, diversement modifiée qui le constitue. 2° Ces appareils ne sont pas dans toutes les fièvres affectés avec la même force : un d'eux prend ordinairement, au trouble fébrile, une part plus grande que les autres. Alors cet appareil donne les principaux accidens : c'est de lui que sort le caractère de la fièvre. 3° Dans le début des affections pyrétiques, tous ces appareils, même les diverses pièces qui les constituent, sont passagèrement et successivement attaqués; en moins de deux à trois jours, tous les instrumens de la vie sont tour à tour offensés. Ce que nous voyons arriver à la peau, à la conjonctive, à toutes les parties accessibles à la vue, autorise même à penser que les tissus deviennent tendus, gonflés, plus rouges, plus sensibles, etc., dans les endroits où les malades ressentent de la douleur, de la gêne. 4° Après les fièvres, les recherches cadavériques découvrent une pluralité de lésions qui me paraît remarquable. Elles montrent de plus que ces lésions ne sont nulle part assez profondes ou assez étendues, pour expliquer tous les phénomènes que l'on observe dans le cours de ces fièvres. Ne trouvons-nous pas ici quelque chose de propre à cette classe de maladies?

Quelques progrès que fasse l'étude des fièvres, il me semble qu'il faudra toujours en former une classe distincte en pathologie. L'observation clinique prouve qu'il est des affections fébriles dans lesquelles l'encéphale, l'appareil circulatoire, l'estomac, les intestins sont lésés; et que ces maladies ne sont point cependant des méningites ou des céphalites, des cardites, des gastrites, ou des entérites. Le siége des phlegmasies est ordinairement unique, celui des fièvres est toujours multiple; de plus ce dernier demeure long-temps incertain; la maladie dure encore après que les irritations qui d'abord paraissaient provoquer la fièvre ou l'entretenir, ont cessé d'exister. Que les fièvres commencen ou terminent les distributions nosographiques, elles resteront toujours réunies, parce qu'elle portent un caractère spécial, qui ne permettra pas de les confondre même avec les phlegmasies. On formera des groupes séparés de celles dans lesquels un des appareils organiques du corps prend une prédominance morbide sur les autres. La thérapeutique tire un avantage trop évident de cette manière d'observer les fièvres pour y renoncer.

Remarquons que la fièvre est toujours d'autant plus grave, d'autant plus inquiétante que l'appareil organique qui se montre principalement troublé ou atteint, est plus essentiel dans l'économie animale, plus nécessaire à l'entretien de la vie. La fièvre dans laquelle l'appareil cérébral est offensé, présente plus de dangers que celle qui offre seulement des lésions de l'appareil digestif ou circulatoire. De là il suit que les symptômes fébriles ont, aux yeux du praticien, une valeur inégale qui se rapporte à celle des organes qui les fournissent. Un phénomène qui provient de l'appareil cérébral, décèle un changement dans l'action naturelle de cet appareil. Ce phénomène occupera bien plus le médecin que ceux qui tirent leur origine de l'appareil digestif ou dermoïde.

On gagnera beaucoup selon nous à rattacher, dans l'étude d'une maladie, tous les symptômes qu'elle présente aux appareils organiques où ils apparaissent. Au lieu de disséminer pêle-mêle, comme on le pratique dans les observations cliniques, tous les phénomènes morbides, on rapprochera ceux qui ont la même source, le même siége : c'est le seul moyen de reconnaître la valeur qu'ils peuvent avoir, puisque alors ils servent directement à découvrir l'appareil organique qui souffre, à déterminer de plus la nature de la lésion qu'il éprouve, sa profondeur, son étendue. Dans les ouvrages de séméiotique, on ne se bornera plus à dire tel symptôme annonce une maladie grave ou bien est fréquemment mortel; mais tel symptôme décèle telle espèce de lésion, et cette lésion produit une maladie souvent pernicieuse. Il n'est point de symptôme qui ne soit l'expression d'une modification dans l'action, ou même dans la texture d'un organe; c'est à cette cause qu'il faut s'élever pour juger ce que valent les symptômes en pathologie. C'est avec cet esprit d'investigation que l'on doit méditer les ouvrages de séméiologie, que l'on trouve un grand intérêt dans la lecture des écrits d'Hippocrate qui traitent des signes, des prédictions, etc....

Dans l'étude des fièvres, il est nécessaire de ne point perdre de vue l'importance relative des divers appareils organiques du corps, et de les estimer d'après la part plus ou moins grande que chacun d'eux prend à la vie. Sous ce rapport, ils se rangent, ce me semble, dans cet ordre, l'appareil cérébral, l'appareil circulatoire, l'appareil respiratoire, l'appareil digestif, etc., Quelques-uns des appareils organiques du corps sont envers d'autres dans une dépendance obligée, et les symptômes qu'ils offrent, au lieu de se rapporter à eux-mêmes, servent à reconnaître la disposition présente d'une autre partie souvent bien éloignée et distincte. Ainsi les altérations, les anomalies que l'on remarque dans l'action des organes des sens et des muscles soumis à la volonté, révèlent ordinairement une lésion du cerveau. Quel intérêt m'offrirait un soubresaut de tendons ou la contraction involontaire du muscle qui le produit, si je n'y voyais un moyen de découvrir l'état actuel de l'appareil encéphalique!

Est-il un organe ou un système d'organes qui puisse dans les pyrexies, disputer la prééminence à l'appareil cérébral? Tout trouble fébrile débute par une céphalagie susorbitaire ou occipitale, suscite des douleurs dans les membres, de l'abattement et une foule d'autres symptômes dont la cause est dans la tête. En même temps le malade ressent des douleurs avec frissons dans le cou, entre les épaules, dans les lombes, dont la source est dans la moelle épinière; des constrictions pénibles dans la région du diaphragme, des serremens dans l'épigastre, etc., qui proviennent du nerf grand sympathique, etc. Celui qui placerait le siége des fièvres dans l'appareil nerveux, trouverait bien des raisons pour appuyer son opinion.

Nous ne devons pas donner ici plus de suite à ces idées. Nous allons examiner rapidement les modes fébriles les plus connus; nous nous attacherons d'abord à rechercher quel est l'appareil organique qui est principalement atteint dans chacun d'eux; quel est alors l'état anatomique et physiologique de cet appareil : nous noterons ensuite la disposition que présentent les autres systèmes d'organes.

Nous commencerons par la fièvre que l'on a nommée inflammatoire. On sait qu'elle attaque les jeunes gens, les personnes d'un tempérament sanguin : les contractions vigoureuses du cœur, le pouls plein, fort, la chaleur animale égale et bien développée, la peau colorée, des mouvemens hémorrhagiques fréquens et qui arrêtent les progrès de la maladie, lorsqu'ils donnent lieu à une abondante effusion de sang ; voilà des phénomènes qui appellent l'attention de l'observateur sur les organes circulatoires : ils signalent d'une manière assez évidente l'irritation actuelle du cœur et des vaisseaux; il est même probable que le tissu ou des portions du tissu de ces organes sont alors plus rouges, plus chauds, plus sensibles; mais ces changemens s'effacent au moment de la mort. Il convient aussi de ne pas perdre de vue dans ces maladies l'état intime du sang : ce fluide fait corps avec les vaisseaux sanguins; c'est un des élémens de l'appareil circulatoire, et les modifications qu'il éprouve doivent être perçues par les canaux qui le contiennent.

Les autres appareils organiques du corps entrent dans l'agitation pyrétique qui constitue la fièvre inflammatoire; mais leur lésion paraît comme subordonnée à celle des instrumens de la circulation. Lorsque cette lésion augmente et qu'elle devient dominante, la maladie change de caractère. Rien n'est plus ordinaire que de voir dans le cours d'une fièvre inflammatoire, le tissu pulmonaire s'engorger et une péripneumonie se déclarer. Le malade éprouve-t-il une vive douleur de tête, des vertiges, de l'agitation, de la stupeur, les yeux deviennent-ils ardens; l'encéphale est atteint, un état ataxique commence. Ou bien il se manifeste une forte pesanteur de tête, de l'abattement, et c'est l'adynamie qui menace. Si le mouvement morbide se dirige vers la peau, il s'établit une sueur salutaire. Pendant tout ce temps, l'appareil digestif éprouve peu de variations; le plus souvent la langue est blanche, humide, il y a seulement défaut d'appétit sans répugnance pour les alimens, et l'exercice des fonctions digestives se rétablit aussitôt que la fièvre cesse.

La puissance des moyens thérapeutiques que l'on oppose aux fièvres inflammatoires, est en faveur de ce que nous venons de dire sur leur siége. Ces moyens ont une action en quelque sorte négative, comme la diète, le repos, un air frais, en un mot l'éloignement de toutes les causes qui stimulaient le système animal; ou une action positive comme la saignée, les boissons émollientes ou acidules, tous les remèdes propres à calmer l'agitation, le trouble des organes circulatoires.

Il est des fièvres dans lesquelles la lésion des organes digestifs paraît l'emporter sur celle des autres appareils; ce sont les fièvres bilieuses ou gastriques. Dans ces maladies, la langue est sèche, rude, chargée d'un mucus jaunâtre: les lèvres sont rouges ainsi que les bords et la pointe de la langue; elles se dessèchent promptement; l'épigastre est gonflé, douloureux au toucher; le malade y éprouve un sentiment profond de chaleur quelquefois avec des sortes d'élancemens; la bouche est amère, il y a répugnance pour les alimens, des rapports continuels et désagréables, des nausées et par momens des vomissemens spontanés. Le foie est dans un état de turgescence, il sécrète plus de bile que de coutume ; il se montre toujours disposé à en fournir une quantité considérable; une partie de cette humeur semble se porter vers la peau et lui communiquer une couleur jaunâtre, plus foncée dans certains endroits, etc., etc. A ces traits peut-on méconnaître une irritation des organes gastriques? Sans doute l'intérieur de l'estomac et du duodénum présenterait alors du gonflement, de la rougeur, une chaleur morbide, une sensibilité exaltée, si l'on pouvait l'examiner. Si cette irritation persiste quelque temps, elle cause les altérations que l'on trouve dans le tissu de ces organes après la mort de ceux qui succombent à ces fièvres. Mais il est dans les organes digestifs bien des points où l'irritation a disparu avec la vie, ainsi qu'il arrive pour la langue, les lèvres, l'intérieur de la gorge, lorsqu'on compare ces parties avant et après la mort.

L'irritation des voies alimentaires paraît avoir dans les fièvres bilieuses un caractère spécial. 1° Elle est associée à un trouble dans l'action des autres appareils organiques, plus grand, plus étendu, que l'intensité de l'irritation gastrique ne le ferait supposer; 2° ce trouble fébrile n'est pas le même dans d'autres cas où il existe une irritation très-prononcée de l'estomac, où cet organe est dans un état de phlogose.

Dans les fièvres bilieuses, l'appareil circulatoire présente encore les signes d'une forte excitation; le pouls est vif, fréquent, mais il n'est plus plein, il n'offre pas le même développement que dans les fièvres dont nous venons de nous occuper; on n'aperçoit plus d'efforts hémorrhagiques aussi fréquens. La peau est sèche avec une chaleur mordicante d'une nature particulière. Parfois l'appareil encéphalique semble s'irriter; des vertiges, de l'insomnie, du délire, de l'agitation, etc., attestent qu'il perd sa condition naturelle, qu'il éprouve une lésion. Si celle-ci devient plus forte, la maladie prend un autre caractère; c'est une fièvre ataxique.

Sans doute l'usage des émétiques dans les fièvres bilieuses, a été trop général et trop fréquent : à l'aide de ces moyens, on ne fait qu'opposer une irritation à une irritation : on sait que cela se pratique avec succès dans la thérapeutique. Si l'irritation gastro-duodénale est récente, si elle est légère, l'emploi d'un agent émétique peut la dissiper et rendre aux organes digestifs leur disposition première. Il est digne de remarque qu'alors les vomissemens sont faciles, et que le remède fait rendre une grande quantité de matières bilieuses, muqueuses, aqueuses; aussitôt après l'action du médicament, le malade sent que l'épigastre est dégagé, il éprouve un grand soulagement. Dans une irritation récente et peu profonde de l'œil, un topique irritant rétablit souvent en un instant cet organe dans son état primitif, en provoquant une copieuse effusion de larmes.

Mais l'irritation gastrique est-elle mieux établie, plus vive, les agens émétiques ne font plus le même bien; au lieu de dissiper la disposition morbide des organes gastriques, ils l'aggravent par leur impression immédiate. Les vomissemens dans ce cas sont pénibles, ils fatiguent le malade; l'agent émétique ne décide plus une évacuation aussi abondante d'humeurs ; après son action, l'épigastre, loin de paraître plus libre, signe certain que l'administration de ce remède a été salutaire, est plus tendu, plus sensible : on trouve le malade plus abattu ; des phénomènes nerveux ne tardent pas à se manifester ; la fièvre devient adynamique ou ataxique, et il est difficile de ne pas penser que le médicament a pour le moins hâté cette dangereuse conversion.

L'expérience prouve qu'une saignée générale et surtout une application de sangsues sur la région épigastrique, dissipent souvent tous les symptômes bilieux ; le dégoût cesse, la langue devient humide, moins chargée, l'estomac n'est plus gonflé ni douloureux, le malade n'éprouve plus de rapports désagréables, de nausées ; il se félicite du soulagement qu'il éprouve. Du reste le traitement des fièvres gastriques consiste, comme on le sait, à éloigner tout ce qui agit sur les tissus vivans en les stimulant, et à invoquer le secours des remèdes qui modèrent les mouvemens des organes, qui adoucissent, rafraîchissent en même temps l'intérieur du canal alimentaire. C'est dans ces vues que l'on recommande un air frais, la diète, le repos, des boissons acidules, mucilagineuses, le bouillon très-léger de poulet, de veau, etc.

La fièvre muqueuse a beaucoup d'affinité avec la fièvre bilieuse ; c'est encore une lésion de l'appareil digestif qui domine dans les phénomènes que produit cette fièvre ; mais cette lésion n'occupe plus l'estomac et le duodénum, elle est fixée sur les autres intestins grêles et sur les gros intestins, et c'est de ces organes que partent les symptômes les plus remarquables de cet état fébrile.

En pathologie comme en physiologie, le système digestif se sépare en deux parties bien distinctes. On ne peut confondre l'estomac et le duodénum avec le reste de ce système. L'estomac est placé au centre du grand sympathique, au milieu d'un foyer de vitalité que les physiologistes ont rendu célèbre. Le duodénum est uni au foie et au pancréas de la manière la plus intime, et l'irritation de sa surface interne accélère la fonction sécrétoire de ces derniers organes, change la quantité et même la qualité de l'humeur qu'ils fournissent. Aussi les maladies qui ont leur siége dans l'estomac et dans le duodénum diffèrent-elles de celles qui occupent le reste du canal alimentaire.

Dans la fièvre muqueuse, la lésion des intestins grêles et des gros intestins s'annonce par des coliques qui partent de divers points de la cavité abdominale, par la constipation ou par des déjections dans lesquelles les mucosités intestinales sont abondantes. Si l'on palpe l'abdomen, on voit que la masse des intestins présente plus de volume, et que ces organes sont moins mobiles. Le canal qu'ils forment semble gonflé, ses tuniques plus grosses le rendent plus sensible au tact. Si l'affection des intestins se transmet au péritoine, le ventre est douloureux lorsqu'on fait sur lui une pression.

Dans les fièvres muqueuses, les intestins grêles et les gros intestins éprouvent une irritation particulière. Lorsque celle-ci dure pendant un certain temps, elle cause diverses altérations matérielles, que découvrent les recherches cadavériques. Les intestins, plus volumineux, offrent une teinte violacée; dans beaucoup de points existent des taches bleuâtres où les membranes intestinales sont ramollies, et qui recouvrent des ulcérations internes : des glandes du mésentère sont tuméfiées et enflammées, etc.

Dans la fièvre muqueuse, les autres appareils organiques sont peu troublés; le pouls est à peine plus fréquent, la chaleur animale ne diffère guère de ce qu'elle est dans l'état de santé. Quelquefois il se manifeste une excitation de l'appareil artériel. On a vu dans ce cas une complication de la fièvre muqueuse avec la fièvre inflammatoire. Quand l'estomac et le duodénum partagent l'irritation des autres intestins, la maladie offre des symptômes de la fièvre bilieuse et des symptômes de la fièvre muqueuse. S'il survient des phénomènes nerveux, de la stupeur, des vertiges, du délire, des soubresauts de tendons, le cerveau est atteint, il y a ataxie.

C'est sur l'appareil cérébral que j'appellerai maintenant toute votre attention. Cet appareil se compose des méninges, du cerveau, du cervelet, de la moelle épinière, des cordons nerveux; nous y joindrons le nerf trisplanchnique. Nous regarderons ici les organes des sens et le système musculaire de la locomotion, comme des appendices de l'appareil cérébral, comme des parties qui, recevant la vie et le mouvement de cet appareil, servent en pathologie à déceler sa condition actuelle par les anomalies, les variations de leurs fonctions.

Les phénomènes qui caractérisent les fièvres ataxiques se rapportent aux organes dont nous venons de parler. Dans leur début, il y a douleur vive, souvent trèsaigüe, au front, à l'occiput, au sommet ou sur les parties latérales de la tête : cette douleur augmente souvent quand on secoue la tête ou qu'on la percute avec les doigts; des malades assurent qu'ils ressentent après cette dernière opération, un travail singulier dans l'intérieur du crâne; quelques-uns se plaignent d'un serrement des tempes et des orbites. N'y a-t-il pas tension, rougeur, gonflement, sensibilité exaltée de la portion de l'arachnoïde, et même de la substance cérébrale qui correspond à l'endroit où se fait sentir la douleur? Celle-ci offre différens caractères : elle est avec chaleur, lancinante, pongitive, etc. Pendant ce temps, les artères temporales et carotides battent avec force, tandis que les mouvemens de l'artère radiale restent faibles, plus obscurs; il survient des vertiges, de l'insomnie ou de la somnolence avec des rêvasseries, du délire, de l'agitation, etc. Il s'est en même temps manifesté des douleurs, souvent avec frissons, à l'occiput, au cou, dans le dos, dans les lombes : celles-ci annoncent une lésion de la moelle épinière; elles apprennent au pathologiste que les enveloppes ou le tissu du prolongement rachidien perdent leur état naturel. Nous citerons aussi les douleurs qui se font sentir dans les genoux et dans les jambes. Il est digne de remarque que ces douleurs existent toujours dans les irritations des méninges ou de la substance cérébrale. Hippocrate avait remarqué que quand elles avaient lieu dans l'invasion d'une maladie, celle-ci était toujours très-grave.

N'est-ce pas l'irritation, même la phlogose des méninges, de l'encéphale et de la moelle épinière que manifestent les phénomènes suivans, qui se succèdent dans le cours des fièvres ataxiques, et qui se rapportent tous à l'action des sens ou des muscles : comme la vue plus perçante ou éteinte, troublée, fausse, une sensibilité excessive ou obtuse de l'ouïe, une altération profonde des traits de la face, la déglutition gênée ou impossible, des réponses brusques, des soupirs, de l'aphonie, le tremblement des membres, de la langue, la difficulté de sortir cette dernière, des frémissemens ou soubresauts des tendons, des convulsions des muscles de la face, la roideur des membres continue ou alternant avec un relâchement paralytique, la carphologie, le hoquet, le grincement des dents, le trismus, etc., etc.

Les lésions que l'appareil cérébral a éprouvées pendant l'existence des fièvres ataxiques, ne sont pas toutes visibles dans les cadavres de ceux qui succombent victimes de cette maladie. Il est bien des rougeurs, bien des gonflemens qui ne s'aperçoivent plus, parce que la vie qui les entretenait est éteinte : il est bien des douleurs, bien des accidens de diverses sortes, dont la cause disparaît au moment de la mort; et ce qui produit ou entretient la fièvre ataxique ne reste pas toujours dans les cadavres. Toutefois, on trouve après ces fièvres des lésions remarquables; mais celles-ci se rencontrent aussi après des maladies bien différentes de celles qui nous occupent. Ainsi la texture de l'arachnoïde est altérée; cette membrane est plus épaisse, d'une couleur rosée, plus foncée dans quelques points : elle contient une sérosité qui fait paraître la surface du cerveau comme recouverte d'une couche d'albumine d'apparence laiteuse; les vaisseaux sanguins sont plus dilatés et gorgés de sang; la fermeté, la couleur de la substance cérébrale ne sont plus les mêmes; cette substance est parfois ramollie et diffluente dans quelques points. Le sang que l'irritation encéphalique appelait et retenait dans la tête, a rendu plus active l'exhalation séreuse; les ventricules du cerveau contiennent un liquide plus ou moins abondant. Le travail dont l'encéphale est le siége dans les fièvres ataxiques, occasione trop souvent des épanchemens sanguins, brusques, apoplectiques, qui causent des morts inopinées.

Les désordres anatomiques que cet ordre de fièvres produit dans l'appareil cérébral, survivent quelquefois à la maladie; ils subsistent encore après le rétablissement des fonctions nutritives. C'est à la présence d'une certaine quantité de sérosité à la surface du cerveau, dans les ventricules ou à quelque cause analogue, que nous attribuerons la perte de la mémoire, un état d'insomnie ou de somnolence, une excessive susceptibilité, des aberrations de la vue, de l'ouïe, etc., etc., que l'on observe pendant les convalescences de la fièvre ataxique.

L'appareil encéphalique, qui tient sous sa dépendance toutes les parties du système animal, qui les anime et règle leurs mouvemens, ne peut éprouver une modification dans sa vitalité, ou, ce qui est plus, un changement dans sa condition matérielle, sans qu'on ne l'aperçoive aussitôt sur tous les points du corps, dans l'exercice de toutes les fonctions. Ainsi les contractions du cœur deviennent tumultueuses; elles varient sans cesse de force et d'étendue; le cours du sang paraît soumis à une impulsion désordonnée; il se forme des congestions sanguines passagères : il en résulte des efforts hémorrhagiques qui accroissent le danger de la maladie, lorsqu'ils versent du sang dans des cavités d'où il ne peut sortir. On remarque des anomalies dans la température; quelques parties sont froides, et les autres brûlantes; des rougeurs passagères se montrent sur la figure, des injections vasculaires sur la conjonctive, etc. L'appareil pulmonaire éprouve des obstacles dans son action, la respiration est par momens gênée, difficile, grande, petite. Toutes les sécrétions et les exhalations changent de nature; elles sont également variables pour leur quantité; les plaies des vésicatoires sont plus douloureuses qu'elles ne devraient l'être, le désordre le plus déplorable règne partout. Qui pourra exposer le rôle que le nerf grand sympathique joue dans ces fièvres, et démêler ceux de ces phénomènes morbides qu'il provoque?

Dans tous les troubles fébriles, l'appareil digestif éprouve une altération plus ou moins marquée dans l'exercice de ses fonctions. Cette altération est considérable dans les fièvres ataxiques; l'épigastre est tuméfié, douloureux à la pression, la langue rouge ou noirâtre, sèche, fendillée, les dents sont sales, l'haleine devient fétide, il y a des éructations désagréables, des nausées fatigantes, des vomissemens opiniâtres, des coliques, des déjections liquides très-fétides, ou une constipation, du ténesme, des flatuosités distendent les intestins, etc. Il me semble évident que dans les malades qui présentent ces symptômes, la membrane muqueuse gastro-intestinale est rouge, irritée, dans plusieurs endroits au moins de son étendue. Les tuniques musculaire et péritonéale des intestins sont tuméfiées, etc. Aussi trouve-t-on des désordres, des injections vasculaires, des ulcérations, etc., dans le canal digestif de ceux qui succombent à ces fièvres; mais la couleur rouge, les attributs de l'irritation ont disparu; la masse des intestins offre une teinte olivâtre, les parties les plus affectées sont noirâtres, etc. Il est vrai de dire que le travail de phlogose qui, dans les fièvres ataxiques, occupe le canal alimentaire, a une *nature spéciale*.

Dans les fièvres qui attaquent l'appareil encéphalique, il ne faut pas s'en rapporter aux malades lors de la recherche des organes douloureux. Pendant ces fièvres, le centre de perception perd son intégrité; les sensations extérieures, celles surtout qui naissent de l'intérieur, ne sont plus perçues, le danger s'accroît, les accidens deviennent plus formidables, et le malade dit se trouver mieux; il ne souffre plus. D'autres fois les sensations sont perçues, mais elles ne sont pas raisonnées. Un malade assure qu'il n'a aucune douleur, et une pression légère sur l'épigastre ou sur un autre point qui recouvre une phlogose occulte, produit une secousse de tout le corps, trahit le déréglement des facultés sensitives. Combien de rétentions d'urine avec phlogose de la vessie, dont le malade ne se plaint pas, et qui restent ignorées dans les fièvres ataxiques et adynamiques, si le médecin ne les découvre!

Dans les fièvres que l'on nomme ataxiques, il arrive souvent que la lésion de l'appareil circulatoire ou celle du système digestif deviennent plus fortes; alors les symptômes que ces systèmes fournissent sont plus prononcés; ils se dessinent mieux dans le tableau nosographique que présente la maladie. On a dit que ces cas offraient des complications de la fièvre inflammatoire ou de la fièvre bilieuse avec la fièvre maligne.

Bien que dans les fièvres ataxiques il y ait une irritation des méninges, et même de quelques points de la matière cérébrale, s'ensuit-il que ces fièvres ne soient toutes que des arachnoïdites ou des céphalites? N'y a-t-il aucune différence entre ces phlegmasies et la série d'affections fébriles que l'on a désignées sous les noms de fièvres typhodes, nerveuses, cérébrales, malignes, ataxiques, etc.? Dans ces dernières, les voies digestives et les autres systèmes organiques ne sont-ils pas attaqués plus directement et plus fortement que dans les phlegmasies que nous venons de citer? Ces fièvres n'ont-elles pas dans leur début, dans leur développement, dans leur marche et dans leur terminaison, un caractère qui les distingue? Après ces fièvres, les lésions cadavériques sont disséminées sur divers points; elles n'ont pas une importance qui fasse bien concevoir l'existence, la durée de la maladie, ainsi que la diversité des accidens auxquels elle a donné lieu. Nous ne voulons pas nier toutefois qu'une lésion légère de l'appareil cérébral ne puisse causer un état ataxique. Nous avons vu un abcès dans l'oreille en provoquer tous les phénomènes, même une roideur tétanique du cou. Cet abcès creva dans la nuit; le lendemain matin le malade, assis sur son lit, demandait à manger; mais nous n'avions pas dans ce cas une fièvre ataxique; il n'y avait pas cette simultanéité de lésions, cette marche, enfin ce qui fait la fièvre que nous venons de nommer.

Le nombre des accidens, la diversité des lésions que présentent les maladies qui nous occupent, ont dû mettre peu d'accord dans les méthodes thérapeutiques, et donner de la faveur à un grand nombre de médicamens. Dans ces maladies, les pratiques les plus opposées ont paru favorables, et chaque praticien veut justifier par des succès la conduite qu'il tient. Nous nous bornerons à quelques considérations générales sur le traitement de ces fièvres. L'irritation de l'appareil cérébral réclame dans son début la saignée générale, et dans son cours des saignées locales. Ces dernières conviennent pour dissiper un point de phlogose qui occupe les méninges ou le tissu cérébral. Les sangsues que l'on applique alors sur l'épigastre agissent moins sur l'estomac, dont une partie seulement se trouve dans ce creux où la sensibilité est si vive, que sur tout le système nerveux; elles agissent au centre du grand sympathique, au milieu d'un foyer de vitalité; elles enlèvent des oppressions, elles calment le délire, un malaise extrême, elles font cesser une foule d'autres accidens qui tiennent à une aberration de l'influence habituelle des nerfs. Les sangsues qui, au lieu d'être placées sur l'épigastre, se trouvent par mégarde sur la région ombilicale ou sur les côtés du ventre, ne m'ont pas paru produire dans les fièvres des effets aussi heureux que quand elles opèrent sur la région épigastrique. Des topiques chauds, révulsifs, appliqués aux extrémités pendant que l'on couvre la tête de corps froids, sont aussi des secours d'une grande efficacité.

C'est un principe de thérapeutique aujourd'hui bien reconnu, qu'avant de donner un médicament à l'intérieur, on doit consulter l'état où se trouvent les voies alimentaires, prévoir le résultat de l'impression qu'elles vont recevoir. Dans les fièvres ataxiques, les organes digestifs sont ordinairement irrités. Osera-t-on mettre en contact avec leur surface chaude, rouge, sensible, le tartre stibié, à moins qu'on ne l'étende dans une grande proportion d'un véhicule aqueux, de telle sorte que son impression serve seulement à évacuer le canal alimentaire? La même raison ne s'oppose-t-elle pas à l'emploi du quinquina, de la serpentaire de Virginie, de la cascarille, de la racine d'angélique, etc.? Il y a un autre motif: les molécules de ces substances seront absorbées, elles pénétreront dans la masse sanguine, elles se répandront dans tous les tissus. Que résultera-t-il de leur action sur l'encéphale et ses dépendances, alors que la vitalité de ces parties est plus développée, leur sensibilité exaltée? Je conçois mieux l'utilité de ces agens médicinaux, quand la maladie diminue, que le travail inflammatoire s'éteint. Leur action sur les tissus qui ont été atteints, au lieu de ranimer le travail morbide, peut favoriser sa terminaison et aider les parties qui sont gonflées, tuméfiées, à revenir à leur état naturel. Nous voyons les toniques opérer ce résultat dans les phlogoses de la peau. Depuis que j'ai étudié avec attention les effets physiologiques que produisent le camphre et l'arnica, je me croirais coupable si je les administrais dans le cours des fièvres ataxiques. Le musc est moins irritant pour les organes gastriques, il est moins stimulant pour les autres appareils; l'influence qu'il exerce sur le système nerveux peut être dans quelques occasions favorable. C'est une pratique sage dans les maladies qui nous occupent, que d'appliquer sur la surface cutanée les moyens thérapeutiques qui peuvent irriter l'estomac et les intestins. Dans des cas où il était urgent de ranimer les forces organiques, j'ai obtenu des succès qui ont dépassé mes espérances, en faisant faire de deux heures en deux heures une friction sur l'épigastre et sur la région du cœur, même sur le ventre et les membres, avec l'alcoholat de mélisse, de romarin, la teinture de cannelle, de quinquina, etc.

Au surplus, il est des fièvres ataxiques contre lesquelles tous nos secours doivent rester inefficaces. Qu'opposer à celles dont la mobilité déconcerte toutes les méthodes, dans lesquelles les accidens les plus graves se succèdent avec une désespérante rapidité ? L'opération de nos moyens est trop lente pour que l'art puisse ici signaler sa puissance.

Jusqu'ici nous n'avons pas vu l'adynamie. Cet état pathologique a aussi sa cause dans l'appareil cérébral; mais cette cause nous paraît bien différente de celle de l'ataxie. C'est une irritation, une phlogose même qui détermine cette dernière; c'est un embarras, un engorgement sanguin de l'encéphale qui produit l'adynamie. La lésion d'où procède l'ataxie peut être dans les méninges, dans le cerveau, dans le cervelet, dans la moelle épinière, même dans le nerf grand sympathique : la lésion qui donne naissance à l'adynamie réside toujours dans la tête seulement.

Si j'annonçais comme une chose neuve, que le sang peut s'accumuler dans le cerveau, y former une congestion, qu'alors le tissu de cet organe paraît éprouver une compression qui gêne ses mouvemens, qui interrompt l'influence vivifiante qu'il exerce habituellement sur tous les tissus vivans par l'intermédiaire des nerfs; que les muscles principalement perdent leur ton, leur activité, qu'ils tombent d'une manière soudaine dans le relâchement, dans l'inertie, etc.; on m'objecterait que ces faits sont connus depuis long-temps. Mais alors je demanderai pourquoi on a accordé si peu d'attention à cet état de l'organe encéphalique qui produit des phénomènes si nombreux, des effets si étonnans dans l'économie animale, qui se présente si fréquemment dans les fièvres, dans les phlegmasies, qui, en un mot, doit occuper une si grande place dans la pathologie.

C'est un fait incontestable que toutes les causes qui agitent avec violence le système artériel, qui soulèvent la masse sanguine, peuvent provoquer l'engorgement cérébral dont nous parlons, et par suite une adynamie plus ou moins prononcée. Aussi tous les observateurs ont-ils remarqué que la fièvre que l'on appelait adynamique, ne reconnaissait pas de prédisposition, qu'elle attaquait les individus de tous les âges et de toutes les complexions. La congestion sanguine du cerveau est déterminée momentanément par les plantes stupéfiantes : c'est même en faisant des essais avec ces plantes que j'ai été conduit à juger de l'importance de cette congestion. On la provoque par de fortes doses de vin ou d'alcohol. Ces liqueurs, après avoir vivement stimulé l'appareil circulatoire, amènent l'embarras cérébral qui nous occupe : à mesure qu'il s'établit, on voit paraître l'accablement, l'altération des traits de la face, le délire, la détente de tout le système musculaire, le coma, etc.

L'engorgement adynamique du cerveau est dans les fièvres un phénomène fort important. Parmi les signes qui annoncent sa formation ou qui décèlent son existence, nous noterons surtout la pesanteur de la tête. Interrogez un malade attaqué d'une forte fièvre qui tend à l'adynamie, il vous accusera avec une énergie d'expression remarquable, que le poids de sa tête augmente; s'il la baisse ou s'il la secoue, le poids paraît beaucoup plus lourd. Ce produit séméiologique tient à l'accumulation du sang dans la cavité cérébrale : il est le sentiment qui en résulte. Mais dans ce même temps apparaissent d'autres symptômes. Les traits de la face deviennent immobiles, la figure perd son expression, les yeux sont gonflés, languissans; le malade est dans le délire; il éprouve des vertiges quand il se lève ou qu'il s'assied sur son lit; il est comme accablé et dans la stupeur; il sent ses forces musculaires s'anéantir. A mesures que l'embarras du cerveau augmente, les perceptions diminuent : il arrive promptement un degré où elles ne se font plus; alors le malade ne sent même plus la pesanteur de tête qui d'abord l'avait occupé : il est insouciant, indifférent sur son état, dans une somnolence continuelle avec un délire sourd; la vie diminue dans tous les tissus, elle semble menacée d'une extinction prochaine, etc.

La congestion sanguine qui occupe l'encéphale suscite une foule d'autres symptômes; les nerfs ne portent plus à tous les tissus organiques l'influence vivifiante qui entretenait leur vitalité, qui présidait à l'exercice de leurs fonctions; la vue, l'ouïe, tous les sens s'affaiblissent, toutes les parties musculaires tombent dans un état d'atonie; de là la déglutition difficile, la chute des boissons dans l'estomac comme dans une poche inerte, les réponses tardives, le coucher en supination, l'affaissement des saillies musculaires, la mollesse des chairs, les déjections involontaires, l'écoulement continuel des urines, la distension des intestins par des flatuosités, etc.

La suspension de l'action nerveuse s'aperçoit sur le cœur, le pouls est lent, faible, déprimé, variable; la chaleur animale est diminuée. Cette suspension se remarque sur le canal alimentaire; les sécrétions intestinales s'altèrent, surtout si, au moment où la congestion adynamique s'établit, il y a irritation ou phlogose dans les voies digestives. Alors les dents se chargent de matières fuligineuses, la langue devient noirâtre, couverte d'écailles ou de croûtes brunes, l'haleine est fétide, le malade rend des selles liquides d'une puanteur insupportable, etc. Ce manque de vitalité se manifeste encore sur la peau qui est molle, couverte d'une sueur épaisse. Les endroits que comprime le poids du corps s'ulcèrent, les vésicatoires se couvrent d'ulcérations, etc., etc.

Je n'essaierai pas de déterminer les parties du cerveau qui sont intéressées dans cet engorgement. Ce dernier consiste-t-il dans une trop grande réplétion des vaisseaux des méninges? Y a-t-il dilatation de ceux qui pénètrent la substance cérébrale? Quel est le point de l'encéphale qui ressent surtout la compression? Ce point est-il toujours le même? Nous concevrons plus facilement que l'engorgement du cerveau peut être plus ou moins fort, plus ou moins étendu, et que l'état adynamique se proportionnera à l'intensité de cette congestion. Rappelons ici que lorsque l'on ouvre les cadavres de personnes mortes de la fièvre adynamique, on trouve une plus grande quantité de sang dans la tête; les vaisseaux des méninges en sont gorgés, ceux de la substance cérébrale paraissent plus visibles. Il existe une plus ou moins grande quantité de sérosité dans les ventricules et dans l'arachnoïde. Est-il possible que le sang se porte à la tête, sans que l'exhalation ne soit aussitôt plus active dans ces parties?

Lorsque la congestion adynamique du cerveau se dissipe, on voit les divers tissus organiques du corps recouvrer peu à peu toute la plénitude de leur vitalité; la physionomie renaît, les yeux reprennent leur vivacité naturelle, les mouvemens musculaires s'exécutent avec liberté, toutes les fonctions intérieures rétablissent l'intégrité de leur exercice, etc. Si, lorsque les malades sont entrés en convalescence, on observe encore quelques altérations dans les facultés intellectuelles, dans l'action des sens, dans les actes de la locomotion, il faut les attribuer à une lésion de l'encéphale; la plus ordinaire est une accumulation de sérosité dans les ventricules du cerveau; à mesure que cette sérosité est résorbée, les accidens cessent.

Dans le traitement de l'état adynamique, on doit distinguer celui qui s'établit de celui qui existe depuis long-temps. Pendant que la congestion cérébrale se forme, il seroit nuisible d'accélérer les contractions du cœur et le jeu des artères, comme d'irriter le cerveau; une excitation de l'appareil circulatoire pousse le sang vers la tête, une irritation de l'appareil encéphalique l'attire, ce qui favorise également l'engorgement dont nous parlons. Des toniques et des excitans, donnés pour corriger la débilité, produisent ordinairement un effet opposé, en rendant la congestion cérébrale plus prompte et plus forte. Des sangsues appliquées sur l'épigastre montrent fréquemment une grande efficacité : elles diminuent la tendance du sang vers la tête, elles font avorter la congestion dont nous parlons. Il n'est pas rare de voir une hémorrhagie du nez dissiper un état adynamique déjà bien prononcé. Nous ne devons point oublier l'utilité des boissons acidules, mucilagineuses, qui modèrent le cours du sang, qui ralentissent son mouvement. S'étonnera-t-on de nous entendre dire que les médicamens diffusibles, vineux et alcoholiques, ont quelquefois détruit d'une manière soudaine une congestion adynamique qui se formait; sans doute en ramenant dans le torrent circulatoire, par une plus grande rapidité imprimée momentanément au sang, la portion de ce fluide qui occupait l'encéphale. Ces agens produisent le même résultat dans les engourdissemens, dans les narcotismes légers qui reconnaissent pour cause l'opium, la jusquiame, la belladone, etc. Lorsque l'engorgement adynamique est établi depuis long-temps, il se montre plus opiniâtre; on ne l'enlève plus aussi facilement : on a recours aux topiques révulsifs, que l'on applique aux extrémités; les diffusibles n'offrent plus les mêmes chances de succès. Dans tous les cas, on ne peut mettre en usage les toniques, les excitans, lorsque les voies gastriques offrent les signes d'une irritation vive, lorsqu'il y a de la soif, que la langue est rouge et sèche, l'épigastre chaud, gonflé et sensible, le ventre douloureux. Ces agens sont aussi contre-indiqués dès que le pouls est vif et fréquent, la peau sèche et brûlante, etc...

Dans les fièvres adynamiques, la faiblesse n'existe donc pas dans les organes dont la vitalité se montre si languissante, dont les mouvemens paraissent si débiles; cette faiblesse part de plus haut, elle tient à ce que le cerveau a cessé d'animer ces parties, à ce qu'il ne leur fournit plus aussi abondamment le principe qui les vivifiait. Pour dissiper cette faiblesse, ce n'est donc pas sur les parties mêmes où elle se manifeste qu'il faut agir, mais sur l'appareil cérébral, où est le siége de l'adynamie.

L'état adynamique dépend d'un événement, d'une condition organique qui peut arriver toutes les fois que la fonction circulatoire prend plus d'énergie et d'activité; aussi se joint-il à une foule d'affections différentes, à des phlegmasies, à des fièvres intermittentes. Mais l'état adynamique se montre le plus souvent associé à une irritation des méninges, du cerveau, en un mot de l'appareil cérébral. On dit alors qu'il y a une complication de la fièvre ataxique avec la fièvre adynamique; ce sont ces fièvres que l'on connaît sous les noms de putrides et malignes. Cette double affection de l'appareil cérébral constitue des maladies très-graves, dont la marche embarrassée aboutit fréquemment à une issue malheureuse, dont le traitement est difficile à régler d'une manière méthodique et rationnelle. Dans l'ensemble des symptômes que présentent ces fièvres, on distingue sans peine ceux de l'ataxie, symptômes d'irritation qui tiennent au travail phlegmasique dont l'appareil cérébral est le siége, et ceux de l'adynamie, symptômes de prostration que fait naître l'engorgement qui s'y est en même temps formé. C'est à ces fièvres compliquées que se rapportent les épidémies meurtrières de typhus, de fièvres des camps, des hôpitaux, etc.

Est-il nécessaire de dire que nous distinguons comme

une affection pathologique bien distincte de l'état adynamique, la débilité profonde qui succède à des pertes de sang, à des évacuations excessives, à la privation d'alimens, etc. Il y a dans ces occasions défaut de réparation suffisante; les matériaux de la nutrition manquent; une détérioration progressive mine le système animal. La fétidité de l'haleine, les dents noirâtres, la maigreur, la stupeur etc., annoncent les progrès de cette sorte de dissolution. Mais il n'y a pas de congestion sanguine au cerveau; cette grande cause n'existe pas, et l'affaiblissement de tous les tissus ne dépend plus seulement de l'interruption de l'influence nerveuse. Il en sera de même si l'on compare l'adynamie au scorbut, etc.

Je n'ai pas dû chercher à ajouter ici à ces idées générales de longs développemens; je ne pouvais pas plus placer dans un simple discours les observations cliniques sur lesquelles elles sont appuyées. Enfin j'ai cru ne devoir pas citer les savans qui tiennent le premier rang dans la lutte dont nous sommes les témoins; leurs écrits sont connus, chacun les a médités : on aura facilement saisi ce qui, dans ce travail, s'accorde avec leurs principes, et ce qui en di[illegible]

Amiens, le 20 octobre 18[illegible]

Imprimerie de L.-T. Cellot, rue du Colombier, nº 30.

www.ingramcontent.com/pod-product-compliance
Ingram Content Group UK Ltd.
Pitfield, Milton Keynes, MK11 3LW, UK
UKHW020406250726
13967UKWH00006B/2488